MÉMOIRE

SUR LE MÉCANISME

DES

FRACTURES EXTRA-CAPSULAIRES

DU COL DU FÉMUR.

PAR

M. MAURICE PERRIN,

Lauréat du Val-de-Grâce (concours de 1849 et 1851), Secrétaire de la Société médicale d'émulation de Paris, membre de la Société anatomique, Médecin aide-major de 1re classe aux grenadiers de la garde impériale.

Publications de l'**Union Médicale**, des 30 Novembre et 5 Décembre 1854.

PARIS,

TYPOGRAPHIE FÉLIX MALTESTE ET Cie,

Rue des Deux-Portes-Saint-Sauveur, 22.

1854

MÉMOIRE

SUR LE MÉCANISME

DES

FRACTURES EXTRA-CAPSULAIRES

DU COL DU FÉMUR.

MÉMOIRE

SUR LE MÉCANISME

DES

FRACTURES EXTRA-CAPSULAIRES

DU COL DU FÉMUR.

MÉMOIRE LU A LA SOCIÉTÉ MÉDICALE D'ÉMULATION,

Dans la séance du mois de Juillet 1854.

En dehors des choses qui peuvent venir directement briser le fémur, tels que les projectiles mus par la poudre à canon, un coup de pied de cheval, etc., les auteurs signalent comme cause déterminante habituelle, sinon constante, une chute sur le grand trochanter, soit de très haut et d'une grande violence, soit tout simplement de la hauteur de l'individu ou même d'un siége sur lequel il était assis ou voulait s'asseoir. Cette manière de voir, acceptée sans contestation à tous les âges de la chirurgie, a été formulée en doctrine rigoureuse et absolue dans la thèse d'un élève de M. Bonnet de Lyon (1), M. Rodet, qui, à la suite d'expériences faites sur le cadavre, arriva à nier toute fracture extra-capsulaire si elle n'était le résultat d'un choc direct.

Malgré cet assentiment unanime, j'ai l'honneur de présenter à la Société médicale d'émulation l'observation, avec la pièce pathologique à l'appui, d'une fracture extra-capsulaire du col du fémur qui me paraît dépendre d'une autre cause qu'un choc direct.

Voici le fait tel que je le communiquai, il y a quelques mois, à la Société anatomique (2) :

Un vieillard de 70 ans, essayant de passer du trottoir sur la chaussée, fait une chute de sa hauteur sur la hanche droite. Apporté immédiatement à l'hôpital, il est facile de constater chez lui une fracture extra-capsulaire du col du fémur, caractérisée par l'impuissance absolue du membre, une grande mobilité et une saillie au niveau du grand trochanter par de la douleur, du gonflement, un raccourcissement de 2 centimètres et le renversement du membre pelvien, mais surtout du pied en dedans ; l'adduction était tellement prononcée, que le pied reposait dans presque toute sa longueur sur le bord plantaire interne. On pouvait le ramener dans sa position normale ; mais sitôt qu'il était abandonné à lui-même, le renversement en dedans se reproduisait instantanément. Non seulement le renversement en dehors n'a jamais existé, mais il n'a pu même être produit sur le cadavre, malgré tous mes efforts au-delà des limites physiologiques.

Cet homme succomba au vingtième jour de son accident. L'autopsie me révéla une fracture extra-capsulaire multiple..... Cette fracture siége tout à fait à la base du col, au point d'union de la substance spongieuse avec la substance compacte ; elle se dirige obliquement du bord antérieur du grand trochanter vers la ligne âpre, au niveau du milieu de l'insertion du grand fessier ; de telle sorte qu'une portion de ce muscle était adhérente au fragment inférieur. Cette fracture semble résulter d'un mouvement de torsion de dehors en dedans de la diaphyse sur le

(1) Thèse inaugurale, Paris, 1844.
(2) Année 1853, page 418.

col ; aussi est-elle *conchoïde* ; et la base du col, dépouillée de son enve
loppe de tissu compacte, représente une sorte de cône qui s'emboîte
avec le fragment inférieur. Il y a pénétration du col dans la diaphyse,
mais seulement en arrière et en bas. Par suite de cette pénétration que
j'évalue à 1 centimètre 1/2, le col est devenu très court, et l'angle de
réunion du col avec le corps du fémur à peu près droit.

Le fragment inférieur fait saillie en avant ; il est maintenu solidement
en place par les insertions inférieures et antérieures de la capsule articulaire. Quand on cherche à produire le renversement en dehors, on
tend violemment ces troupeaux fibreux, et leur résistance maintient ce
mouvement dans les limites de l'état physiologique. L'obliquité réciproque des fragmens est telle, que le membre, reposant sur sa face pos-
rieure, se trouve en équilibre instable ; aussi, dès qu'on l'abandonne, il
retombe dans l'adduction forcée.

Le grand trochanter a été détaché du fragment supérieur, entraînant
avec lui en haut et en arrière une portion de tissu compacte de la diaphyse, de façon à constituer un fragment triangulaire à base supérieure,
s'étendant du sommet de l'apophyse jusqu'au point le plus déclive de la
fracture. Ce fragment n'est constitué que par une couche très mince
de tissu compacte.

Le petit trochanter était également détaché ; il faisait corps avec le
endon commun des muscles psoas et iliaque.

Cet exemple, que le hasard m'a offert, réunit à un haut degré
les caractères anatomo-pathologiques de beaucoup des acci-
dens de ce genre : aussi, après avoir cherché inutilement dans
les conditions d'une fracture par choc direct une explication
satisfaisante de tous les détails qui s'y rattachent, j'ai été amené
à établir que : dans la grande catégorie des fractures extra-
capsulaires qui reconnaissent une chute pour cause apparente,
il y en a un grand nombre qui ne sont nullement produites par
le choc du trochanter contre un plan résistant, mais bien par
une action purement dynamique, dont j'expliquerai bientôt le
mécanisme, de telle sorte que ce qui est vrai pour les fractures intra-capsulaires peut s'appliquer aux fractures extra-
capsulaires, c'est-à-dire que dans la plupart des cas la chute et

partant le choc n'est pas la cause, mais bien la conséquence de
la fracture.

§ I. — Si la fracture est toujours le résultat d'un choc direct,
il est d'autant plus facile d'en prévoir les caractères que, dans
ces conditions, la plus large part d'action revient à la violence
du choc lui-même, et que l'on peut ainsi laisser à un rang très
secondaire les influences étrangères si variables, si complexes
dans beaucoup d'autres fractures. La cause étant réduite à cet
état de simplicité, ses effets pourront être étudiés et déduits
rigoureusement, et s'ils se trouvent en opposition avec l'observation des faits, nous serons en droit de conclure que la cause
peut être révoquée en doute et doit être déplacée. Or, l'un des
signes les plus constans des fractures extra-capsulaires est le
raccourcissement du membre blessé : raccourcissement dû à
l'élévation du fragment inférieur et surtout à l'abaissement de
la tête et du col. Le col étant abaissé, le sinus de l'angle qu'il
forme avec la diaphyse doit être diminué proportionnellement :
aussi cet angle, comme on peut s'en assurer sur toutes les fractures anciennes ou récentes, cet angle, dis-je, d'obtus qu'il
était, devient-il droit ou à peu près droit.

L'abaissement du col entraîne aussi comme conséquence
immédiate un phénomène longtemps ignoré, longtemps signalé
comme fait exceptionnel, mais pourtant aussi constamment vrai
que le raccourcissement du membre ; je veux parler de la pénétration des fragmens. « Je professe, dit M. Malgaigne (1),
que toutes les fractures qui détachent le fémur à sa base s'ac-
compagnent de pénétration. » Cette pénétration existe généralement en bas et en arrière ; les fragmens demeurant même
écartés en avant ; de telle sorte que le fragment inférieur,

(1) *Traité des fractures.*

constitué par le corps du fémur, fait une saillie plus ou moins prononcée en avant (1), et que la tête et le col sont inclinés en bas et en arrière. Il est bien rare que toute la base du col pénètre dans le tissu du grand trochanter ou de la diaphyse, et que la paroi antérieure s'engage autant que la postérieure. L'abaissement du col, la diminution de l'angle qu'il forme avec la diaphyse, la pénétration des fragmens, sont-ils bien les résultats rationnels d'une chute directe sur le grand trochanter?

Quelle que soit la direction du tronc au moment où la chute se produit, supposons-la même perpendiculaire au plan qu'occupe le membre inférieur, il pourra toujours être remplacé pour le rôle qu'il joue dans la chute dont nous nous occupons par une force agissant directement de dedans en dehors et appliquée sur l'axe horizontal de la tête du fémur.

D'un autre côté, la cuisse représente, dans sa totalité, un angle obtus, dont le sommet correspond au grand trochanter, l'un des côtés à la diaphyse et l'autre au col et à la tête du fémur. Il en résulte que, tomber sur le trochanter, c'est tomber sur le sommet d'un angle obtus. Or, n'est-il pas incontestable que tout choc imprimé au sommet d'un angle plus grand que l'angle droit, surtout quand ses côtés supportent un poids considérable, augmente toujours et ne diminue jamais le sinus de cet angle?

L'expérience, du reste, conduit à la même conclusion. Si on frappe contre le sol le fémur d'un vieillard, de telle façon que le grand trochanter supporte toute l'énergie du choc, l'apophyse se brise, l'os se casse; mais loin qu'il y ait pénétration, les fragmens s'écartent, l'angle fémoral s'efface. J'ai répété

(1) Voir notre observation.

bien des fois cette expérience ; je l'ai variée autant que possible, et je suis arrivé constamment au même résultat.

Une objection sérieuse, sans doute, peut être faite à mon assertion et à mon mode d'expérimentation : c'est que je me place en dehors de toute influence musculaire; c'est que, la fracture se produisant, en effet, sous l'influence du choc, *telle* que le raisonnement l'indique, les muscles interviennent consécutivement, produisent et abaissement du col et pénétration en entraînant le fragment inférieur en haut.

Il serait assez difficile de prouver qu'il n'en est pas ainsi, de discuter le jeu des différens muscles pendant et après la chute. Aussi, à cette objection, je me contenterai de répondre que si la puissance musculaire peut être invoquée pour rendre compte de la pénétration des fragmens, à plus forte raison doit-elle gouverner la position du membre après la fracture. Or, cette position, chacun le sait, est très souvent opposée à celle que devrait amener la contraction musculaire. C'est précisément ce qui a donné naissance aux théories de MM. Hervez et Mercier à ce sujet. Puisque l'action musculaire ne peut rendre compte de la position du membre blessé qui paraît être plus particulièrement sous sa dépendance, comment admettre qu'elle change et qu'elle régisse la disposition des fragmens?

Aussi, malgré l'action musculaire, il me paraît toujours difficile d'expliquer, avec le choc direct, l'abaissement du col et la pénétration des fragmens, surtout dans certains cas où ces phénomènes sont si tranchés. Il n'y a qu'une circonstance dans laquelle la pénétration directe, c'est-à-dire la plus rare, pouvait se comprendre, c'est quand l'angle fémoral aurait un sinus de 45°, ce qui est tout à fait exceptionnel; et encore faudrait-il que le choc eût lieu perpendiculairement à la base du grand trochanter vis-à-vis de l'implantation du col.

§ II. — J'arrive à un second point, qui ne me paraît pas moins important pour la solution du problème; je veux parler de l'état du trochanter après la fracture. Qu'il soit adhérent à l'un ou l'autre fragment, qu'il constitue à lui seul, comme cela arrive le plus souvent, un fragment isolé, il est généralement intact, et il est parfois réduit à une coque osseuse d'une extrême minceur. La pièce mise sous les yeux de la Société en offre un spécimen remarquable; le grand trochanter et la partie supérieure de la diaphyse sont comme arrachés de la base du col. La même disposition se trouve signalée dans deux observations : l'une de Travers, dans laquelle il est dit que le trochanter représente une simple lame de substance compacte ; l'autre, publiée par M. Mercier dans la *Gazette méd.* (année 1835) : « Il s'agit, dans cette dernière, d'un homme qui succomba à la suite d'une chute. On trouva à l'autopsie une fracture transversale du grand trochanter........Le col était fracturé tout près du corps de l'os, le petit trochanter détaché et l'extrémité externe du fragment cotyloïdien avait réduit le grand trochanter à la couche la plus mince ; de plus, il offrait en bas une pointe qui se trouvait en rapport avec le centre du corps de l'os, l'avait creusée et s'y était logée. »

Dans ces exemples, que je cite comme types du genre, la substance compacte et la substance spongieuse sous-jacente, intactes l'une et l'autre, semblent s'être séparées sous l'effort de deux forces opposées, de la même façon que l'écorce se sépare du tronc qu'elle recouvre. Il est difficile d'admettre qu'un choc résultant de la chute d'une masse comme le corps d'un vieillard, généralement obèse, amène un résultat semblable. Le grand trochanter forme un tout qui doit se briser sur place sous l'impulsion d'un choc direct, d'autant plus facilement et plus sûrement, qu'il est placé sous la peau. Aussi, c'est là le résultat que l'on obtient en fracturant d'un coup de masse le col du fémur d'un cadavre. On comprendrait, à la rigueur, que le grand trochanter constituât un fragment unique dans la partie qui correspond à la cavité digitale, parce que là, mais là seulement, le coup porte à faux.

§ III. — Enfin, j'ai provoqué sur moi-même toute espèce de chutes sur le côté, et en cherchant à me rendre compte de la manière dont elles se produisaient, je suis arrivé à conclure que la chute sur le trochanter, et sans fracture préalable, devait être rare. Il m'a paru exister trois manières de tomber sur le côté :

1º Quand le corps est soumis à une impulsion extérieure très vive, il n'a pas le temps de réagir, et il représente alors dans la chute une tige droite inflexible, dont le point le plus saillant supporte toute la force du choc ; le point le plus saillant étant le moignon de l'épaule, il en résulte une autre fracture également spéciale au vieillard, celle du col de l'humérus. J'ai eu récemment l'occasion de constater l'effet que je signale en ce moment : « Une dame d'un certain âge, enveloppée d'un châle, courait précipitamment dans la rue pour atteindre une voiture. Son pied s'engage dans l'une de ces rigoles de fonte qui sillonnent nos trottoirs, et il en résulte une chute violente sur le côté. Cette chute produisit une fracture du col huméral, une contusion du bras jusqu'au coude, tandis que la cuisse et le trochanter furent à peine endoloris. » Dans ces circonstances rares, du reste, point de fracture du col du fémur.

Mais dans les cas beaucoup plus fréquens où, grâce au peu de violence de la force impulsive, l'organisme réagit instinctivement, la chute peut avoir lieu de deux manières différentes.

2º Tantôt le corps s'affaisse en quelque sorte sur lui-même par un mouvement combiné de flexion et d'inclinaison latérale du membre inférieur, et alors la chute a lieu sur l'espace qui sépare l'ischion du grand trochanter ou sur le grand trochanter, mais toujours au niveau de son bord postérieur : c'est ce qui arrive quand on se laisse glisser, par exemple, d'un siége sur lequel on est assis.

3º Tantôt le mouvement d'inclinaison latérale ne s'accompagne d'aucun mouvement de flexion, et alors le grand trochanter ne peut venir isolément heurter le sol que quand le tronc, au préalable, se sera placé dans une position qui le protége contre la chute, c'est-à-dire dans une position sensiblement verticale : chose qui me paraît impossible, à moins de fracture préalable.

Voilà bien pourquoi M. Rodet ne pouvait jamais obtenir de fracture du col du fémur sur le cadavre en le laissant tomber sur un plan résistant.

On voit par ce qui précède que, sans nier la possibilité de la chute sur le trochanter sans fracture préalable, je suis amené à la considérer comme rare dans l'espèce.

§ IV. — Du reste, si la fracture extra-capsulaire est toujours le résultat d'un choc direct, comment rendre compte des fractures survenues sans aucune chute? Les exemples en sont rares, il est vrai; mais cela ne tient-il pas exclusivement à ce qu'il faut, en quelque sorte, pour chacun d'eux, un observateur attentif à saisir le moment de prévenir une chute consécutive; à ce qu'il faut, en un mot, toutes les conditions réunies de l'expérimentation sur le vivant? Quelques-uns des faits connus dans la science me paraissent assez significatifs pour être cités.

On trouve l'observation suivante dans le *Traité des fractures et luxations* d'Astley Cooper :

« Marie Clements, âgée de 83 ans, traversant sa chambre le 1er octobre 1820, en s'appuyant sur le bâton dont, à cause de son grand âge, elle avait coutume de se servir, plaça par mégarde son bâton dans un trou du plancher; ce qui lui fit perdre l'équilibre; et *pendant ces vacillations pour éviter la chute* qu'elle eût infailliblement faite sans l'assistance des personnes qui étaient près d'elle, il lui sembla qu'elle s'était démis la cuisse. On constata une fracture du col du fémur. La malade ayant succombé à son grand âge un mois environ après la fracture, on constata à l'autopsie que le col du fémur était fracturé au niveau de sa jonction avec le corps de l'os, et qu'il avait pénétré dans le tissu spongieux entre le grand et le petit trochanter. » *C'est de la même façon*, ajoute l'auteur, *que se produisent des fractures sans chute, assez fréquentes en Angleterre.*

Dans les œuvres chirurgicales d'Astley Cooper (1) il existe aussi un exemple de fracture du col fémoral, par suite de l'adduction forcée du membre abdominal et sans aucune chute :

« Une dame était à son comptoir; elle se tourna promptement du côté d'un tiroir qui était placé derrière elle ; son pied se trouva arrêté par une élévation du parquet, qui l'empêcha de tourner en même temps que le reste du corps, et il en résulta une fracture extra-capsulaire du col du fémur. »

Des exemples à peu près semblables sont rapportés dans les ouvrages de la plupart des auteurs qni ont écrit sur ce sujet.

---

(1) *OEuvres chirurgicales*, tome II, page 144.

Ces observations, s'accordant très mal avec la théorie du choc direct, ont été signalées par les auteurs comme des exemples de fragilité exagérée du col du fémur, dans lesquels la chute sur le grand trochanter n'était pas nécessaire pour produire la fracture. Cette assertion n'est nullement démontrée par l'anatomie pathologique ; et il n'existe à ma connaissance aucune pièce indiquant dans ces cas particuliers ou une friabilité exagérée, ou une maladie spéciale de l'os. On peut donc la considérer comme une fin de non-recevoir à l'égard de quelques faits embarrassans ; aussi ces exemples rarement observés, mais nullement exceptionnels, je serais porté à les considérer au contraire comme des types du genre dans lesquels, par un concours heureux de circonstances, la nature se plaît à révéler le secret de ses opérations.

Je crois avoir démontré que la chute sur le grand trochanter, sans fracture préalable, doit être rare dans les chutes sur le côté ; que cette chute ne rend compte ni de la disposition, ni de la forme des fragmens, et qu'elle n'est nullement nécessaire pour produire la fracture.

Pour ces raisons, la théorie, si rigoureusement formulée dans le travail de M. Rodet (*loc. cit.*), me paraît de beaucoup trop absolue, et loin que toute fracture extra-capsulaire soit une fracture directe, dans la grande majorité des cas, au contraire, le fémur se rompt par l'action combinée de plusieurs forces, et représente un type de fracture indirecte.

Pour comprendre facilement la manière dont cet effet se produit, revenons sur les différens temps dont, au point de vue physiologique, se compose la chute, s'il est permis toutefois de graduer un phénomène presque instantané.

Les chutes qui produisent le plus généralement des fractures sont, nous le savons déjà, des chutes de très peu de hauteur, et dans lesquelles la force impulsive n'est guère représentée que par le poids d'une partie du corps; tantôt c'est un faux pas sur un pavé glissant, tantôt un pas trop allongé pour passer de la chaussée sur un trottoir élevé, comme il arrive si souvent en Angleterre, au dire d'Astley Cooper (*loc. cit.*), tantôt un mouvement désordonné en descendant du lit, en cherchant à s'asseoir, etc. Le peu d'intensité de la force fait que ses effets sont moins prompts, et qu'ils permettent à l'organisme de réagir instinctivement contre eux. C'est précisément dans les conditions de cette réaction que je trouve la raison de la fracture.

Quand la chute sur le côté est imminente, le fémur est porté dans l'adduction forcée ; l'obliquité de sa direction, si bien nommée obliquité relative par M. Chassaignac, est poussée au-delà de la limite extrême assignée au mouvement physiologique sans atteindre le point où la chute devient nécessaire. Dans cette situation, comme la totalité du fémur représente un levier coudé à courbure fixe, plus la diaphyse se porte dans l'adduction, c'est-à-dire devient oblique en dedans, plus la tête et le col se portent en haut et en dehors ; aussi la tête vient-elle arc-bouter contre le rebord externe de la cavité cotyloïde, tendre violemment la capsule articulaire et le ligament rond. Cette tension peut être portée au point de rompre ce dernier. Ainsi, dans une observation de fracture du col du fémur, suivie de mort, rapportée par la *Gazette médicale* (année 1833, p. 317), il est dit : « Qu'en séparant à l'autopsie la tête de l'os de la cavité cotyloïde, on trouva le ligament rond encore attaché à la cavité, mais libre à son autre extrémité. Son point d'attache sur la tête du fémur était signalé par une dépression arrondie. »

Mais, pour contrebalancer l'obliquité du membre abdominal, le tronc prend instinctivement une position oblique dans un sèns opposé, car c'est toujours par ce moyen, chacun le sait, que, dans toute circonstance, l'organisme conjure le danger d'une chute imminente. L'élévation du col d'une part, l'abaissement du bassin de l'autre, font que le tronc pèse de tout son poids sur la tête du fémur. Enfin, comme conséquence inévitable, les muscles qui vont du tronc à la racine de la cuisse, véritables ligamens actifs entre l'un et l'autre, doivent être énergiquement contractés.

Que résulte-t-il de cette disposition? Trois forces opposées concentrent leur action sur un même point : la base du col fémoral. Une force de bas en haut représentée par la résistance de la jambe et de la diaphyse du fémur; une force de haut en bas représentée par le poids du tronc qui, comme je l'ai dit, pèse sur la base du col par l'intermédiaire du col lui-même transformé en bras de levier, et cela avec d'autant plus de puissance que l'angle fémoral, chez le vieillard, est presque un angle droit; enfin une troisième représentée par l'action synergique de tous les muscles pelvi-trochantériens.

Si l'os est assez résistant, comme il arrive chez l'adulte, pour triompher de tels efforts, ou bien la tête de l'os franchit le bourrelet cotyloïdien, déchire la capsule, et il se produit une luxation du fémur en dehors; ou bien après plusieurs oscillations, l'équilibre se rétablit. La résistance de l'os chez l'adulte est, du reste, considérablement aidée par la direction du col, par le peu de hauteur et la plus facile dépression du bourrelet articulaire : circonstances qui, permettant plus facilement à la tête du fémur de se soustraire à la pression du tronc, rendent la fracture plus rare, mais favorisent la production de la luxation.

Si l'os n'est point assez résistant, comme il arrive chez le vieillard, le col se détache à sa base et se porte en dehors, en arrière et en bas, suivant ainsi l'impulsion qui lui est imprimée dans ce sens par le bassin.

On comprend alors comment il y a pénétration et pénétration en arrière et en bas; comment le sinus de l'angle formé par la réunion de la diaphyse et du col est toujours diminué; comment les trochanters sont si fréquemment arrachés et portés en haut, représentant souvent des fragmens composés d'une simple lamelle de substance compacte; comment enfin il devient facile d'isoler, du moins par la pensée, la fracture de la chute, qui n'en est plus que le corollaire, et de ne plus considérer comme exceptionnelles les fractures sans chute.

Les vastes ecchymoses dont la cuisse est souvent le siége à la suite des fractures du col ne sont point une objection sérieuse, car, la plupart du temps, l'épanchement sanguin est plutôt profond que superficiel, et semble résulter moins d'une contusion violente à la peau que de lésions profondes produites par les arêtes vives des fragmens sur les tissus ambians. Du reste, puisque la fracture est suivie d'une chute, soit sur les fesses, soit sur la hanche, l'existence et les caractères de cette ecchymose ne sauraient modifier notre manière de voir.

D'après tout ce qui précède, la rotation du membre en dehors ou en dedans devient un phénomène accessoire déterminé par les mille manières dont la chute peut et doit se produire. Elle me paraît être surtout sous la dépendance immédiate de l'obliquité réciproque des fragmens et de la persistance des troupeaux fibreux qui servent d'attache inférieure à la capsule articulaire. Tous sont-ils détruits, la rotation a lieu indifféremment en dehors et en dedans, et alors la position donnée au membre blessé, comme le pense M. Mercier (1), rend compte de tout.

(1) *Bulletin anatomique*, année 1835.

Si des bandes fibreuses persistent en arrière, et si surtout leur action est aidée de celle des muscles rotateurs en dehors, la rotation aura lieu en dehors. Si, au contraire, les attaches ligamenteuses sont maintenues en avant, la rotation aura lieu en dedans, tandis que la rotation en dehors sera restreinte aux limites de l'état physiologique (1).

Rattacher exclusivement ces directions du membre malade à l'action musculaire, est une opinion au moins trop absolue, puisque notre malade, pour ne parler que de ce cas particulier, présentait un exemple de rotation en dedans portée au plus haut point, bien que le fragment inférieur fournît encore des insertions très solides au plus puissant des muscles rotateurs en dehors, le muscle fessier. Se retrancher derrière l'opinion de M. Hervez qui attribue le mode de rotation au mode de pénétration du fragment supérieur dans l'inférieur, c'est risquer une théorie dont la démonstration serait bien difficile. N'est-il pas plus rationnel d'être moins absolu, de tenir compte à la fois des ligamens, de la forme, de la disposition des fragmens, de l'action musculaire? Ce sont là autant d'élémens différens du problème, mais qui tous doivent être placés sous la dépendance immédiate de la violence extérieure.

J'espère avoir démontré l'existence et expliqué le mécanisme de la fracture extra-capsulaire indirecte; je ne crois pas pouvoir faire mieux, en terminant, que d'abriter l'idée développée dans ce travail derrière l'autorité d'un grand nom en chirurgie : celui d'Astley Cooper.

Astley Cooper, dans ses *Œuvres chirurgicales*, admet, en principe, que la plupart des fractures du col du fémur, chez le vieillard, sont des fractures indirectes. Or, contrairement à

---

(1) Ç'est ce qui était si manifeste dans notre observation.

l'opinion du chirurgien anglais, qui les considérait toutes ou à peu près toutes comme intra-capsulaires, la moitié, si ce n'est plus, sont des fractures extra-capsulaires; je puis donc dire, sans cesser d'être vrai, qu'Astley Cooper, à son insu, s'est inscrit le premier contre la théorie du choc direct.

FIN.

Paris. —Typographie Félix Malteste et Cie, rue des Deux Portes-St-Sauveur, 22.